NOTICE

SUR

LES EAUX MINÉRALES

GAZEUSES NATURELLES

DE GRANDRIF.

Felix qui miscuit utile dulci.

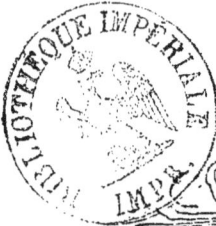
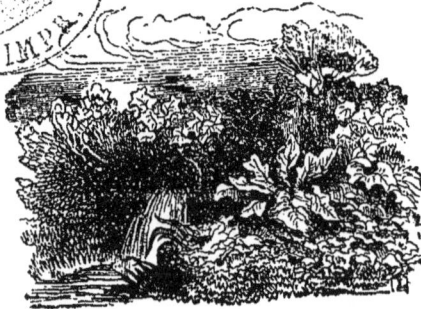

CLERMONT-FERRAND,
TYPOGRAPHIE DE HUBLER, BAYLE ET DUBOS.

1854.

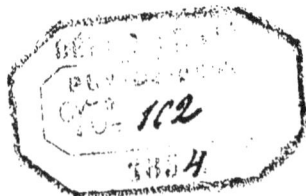

NOTICE

LES EAUX MINÉRALES

GAZEUSES NATURELLES

DE GRANDRIF.

I.

Grandrif est situé à deux petites lieues d'Ambert, à la base d'un groupe de collines à la croupe arrondie, qui descendent brusquement dans la magnifique vallée de la Grandrive.

Peu de voyageurs ont parcouru la route d'Ambert à Montbrison, sans admirer ce gracieux village, caché dans un des replis les plus pittoresques de nos montagnes.

Un peu au-dessus du village, sur la lisière d'un bois de hêtres, dont la luxuriante végétation la dérobe à tous les regards, sourd l'eau minérale de Grandrif.

La source sort du terrain primitif et de la roche de gneiss, qui constitue la presque totalité du sol de la contrée; elle est recueillie dans un bassin creusé dans le roc, et le trop plein va se perdre dans le lit du ruisseau voisin.

Cette eau minérale était à peine connue avant 1836 ; jusque-là elle avait été le patrimoine exclusif de quelques fiévreux de la banlieue et du Forez, qui venaient la boire à la source, et de quelques estomacs intelligents pour qui on la conservait religieusement en bouteilles.

Le colonel du Patural, de Poitiers, en était alors propriétaire, et tous les ans il s'en faisait expédier quelques caisses pour son usage personnel ; c'est à sa table que le docteur Carré put les apprécier pour la première fois.

Émerveillé de leur saveur agréable et de leurs propriétés apéritives, le docteur Carré les soumit à une analyse précise et détaillée ; il constata notamment dans cette eau la présence de l'énorme proportion d'un volume et un cinquième de gaz acide carbonique. Aussi l'éminent praticien de Poitiers, concluant sous l'impression, non-seulement des résultats obtenus dans son laboratoire, mais encore de ses souvenirs de table, ajoutait-il dans son compte rendu :

« D'après ce qui précède, nous croyons pouvoir consi- » dérer l'eau de Grandrif comme ayant des propriétés re- » marquables..... Elle serait rafraîchissante, apéritive, » diurétique....., employée avec succès dans les cas de » débilité d'estomac, pour faciliter les digestions, etc. »

Ce travail, qui fut publié dans le *Journal de chimie médicale* de septembre 1836, appela l'attention de mon honorable ami, M. le professeur H. Lecoq, de Clermont. Ce savant naturaliste vint en 1837 étudier l'eau de Grandrif à sa source, et après en avoir recueilli, avec le plus grand soin, quelques bouteilles, il en confia l'analyse quantitative à M. Baudin, ingénieur des mines et professeur de chimie industrielle de la ville de Clermont-Ferrand.

M. Baudin, par ses habitudes professionnelles, était depuis longtemps familiarisé avec ces scrupuleuses manipulations.

Voici le résultat de son analyse, qui fut insérée dans la brochure que publia M. Lecoq sur les eaux de Grandrif (1).

Acide carbonique..........	un volume.
Bicarbonate de magnésie....	0,1005
— de soude......	0,0993
Carbonate de chaux........	0,2308
Silice...................	0,0455
Sulfate de soude..........	0,0051
Oxyde de fer.............	0,0050
Chlorure de sodium.......	0,0038

« Cette analyse fait voir, ajoute M. Lecoq (1), que cette
» eau ne renferme qu'une très-petite quantité de matières
» salines; aussi est-elle très-agréable au goût. Elle ren-
» ferme, il est vrai, à la source même, une quantité de
» fer très-apparente..... L'analyse de l'eau transportée
» n'en a plus montré la moindre trace. Elle doit être con-
» sidérée comme eau gazeuse par excellence, puisqu'elle
» contient près du double de la quantité de gaz que ren-
» ferme l'eau naturelle de Seltz, qui cependant est la plus
» célèbre de toutes. Mais indépendamment de ses proprié-
» tés médicinales, sa saveur agréable devra la faire re-
» chercher parmi toutes les autres eaux de ce genre. »

Mais il manquait encore aux eaux de Grandrif une dernière consécration : l'administration supérieure a voulu en faire précéder l'exploitation des garanties les plus solennelles. Interrogée par M. le Ministre de l'agriculture et du

(1) *Recherches analytiques et médicales sur les eaux de Grandrif,* brochure in-8°, par M. H. Lecoq. Clermont, 1838.

(2) Ouvrage déjà cité.

commerce sur la valeur thérapeutique et hygiénique de ces eaux, l'Académie impériale de médecine en confia l'analyse à M. O. Henry. Le rapport du savant chimiste a confirmé de tous points le travail et les appréciations de MM. H. Lecoq et Carré, et les conclusions favorables de ce rapport ont été adoptées à l'unanimité par l'Académie, dans sa séance du 17 janvier 1854.

Outre les substances déjà signalées par MM. Carré et Baudin, M. O. Henry a constaté dans les eaux de Grandrif du bicarbonate de soude et de manganèse, des iodures dans de faibles proportions, de la matière organique et quelques indices légers d'arsenic dans le dépôt ocracé.

II.

On le voit, l'origine de l'eau de Grandrif ne se perd pas dans la nuit des temps. Les Romains n'en soupçonnaient pas l'existence, et c'est une parvenue dans la grande famille des eaux minérales. Mais à défaut de titres de noblesse, elle en a d'autres dont nous allons continuer l'examen.

Toutes les eaux gazeuses naturelles sont apéritives, diurétiques, facilitent les digestions et provoquent une heureuse réaction sur toutes les fonctions de l'économie.

Quelques-unes contiennent peu de gaz, leur saveur est peu agréable et leur action insuffisante.

D'autres, très-gazeuses, mais chargées de substances salines d'une décomposition toujours facile quand elles servent de base à l'acide carbonique, communiquent au vin, quand on veut les y associer, une saveur minérale trop prononcée, pervertissent son principe colorant et sa limpidité, et semblent en un mot se substituer d'une manière trop absolue à cette liqueur généreuse.

L'eau de Grandrif, qui doit être classée parmi les plus riches en gaz, est incontestablement de toutes les eaux connues celle qui contient le moins de sel. L'acide carbonique y est si abondant, et tout à la fois si heureusement combiné, qu'elle possède la légèreté spécifique de l'eau de fontaine; ramenée en effet par correction à 0 de température, sa pesanteur comparée à celle de l'eau distillée, est de 1,00060 (1).

Cette eau est fraîche, sans odeur, d'une limpidité parfaite, d'un goût piquant franchement agréable, et qu'elle communique au vin, tout en *lui conservant sa couleur et sa transparence*. La stabilité de ses principes minéralisateurs la rend incorruptible, et permet de la garder indéfiniment en bouteilles. Cette stabilité est telle, que même à l'air libre et sans la protection du bouchon, cette eau conserve encore pendant des mois entiers sa saveur appétissante.

Indépendamment des causes mystérieuses dont il faut tenir compte, c'est très-probablement à sa fraîcheur, au sortir du sein de la terre, qu'elle doit cette heureuse combinaison. Pendant les plus grandes chaleurs de l'été, le thermomètre, plongé dans sa source, ne s'élève jamais au-dessus de dix degrés centigrades. Avec un pareil abaissement de température, les eaux minérales ne conservent que des éléments entièrement solubles, et peuvent résister longtemps à la double influence de l'air et des variations de température.

(1) M. Lecoq, ouvrage déjà cité.

L'eau naturelle de Seltz, si célèbre et si inférieure sous quelques autres rapports, possède aussi cette fraîcheur privilégiée. Aussi les diverses notices publiées au bénéfice d'autres eaux rivales, ont beau faire comparaître à leur barre l'eau de Seltz naturelle, et prouver à cette aristocratique étrangère qu'elle ne contient qu'un demi-volume de gaz, ce qui la constitue en état d'infériorité flagrante en face de celles qui en contiennent un volume, voire un volume et demi, l'eau de Seltz, fraîche comme celle de Grandrif, incorruptible comme elle, a conservé jusqu'à ce jour, malgré l'élévation de son prix, le monopole de sa riche clientèle.

La place de l'eau de Grandrif est marquée à côté de celles de Saint-Galmier, qui contiennent plus de substances minérales, mais dont le mode d'action est à peu près identique.

Ces eaux naturelles sont appelées à remplacer sur toutes les tables les préparations gazeuses artificielles, dont l'intervention est toujours nulle ou agressive pour l'organe de la digestion : nulle, quand elles ne contiennent que du gaz emprisonné dans la bouteille ; agressive, quand elles contiennent des acides comme les limonades gazeuses.

Ce n'est pas, en effet, au gaz comprimé, mais non combiné dans l'eau, qu'il faut demander une stimulation salutaire sur le travail de la digestion ; le gaz qui n'est pas à l'état de combinaison se dégage du verre, entre les dents, par les narines ; et si quelques bulles sont entraînées dans l'estomac, on en est averti par un sentiment de pesanteur et un ballonnement des plus incommodes, dont fort heureusement quelques éructations font justice.

Si l'on projette par intervalle quelques gouttes de jus de citron dans un verre d'eau de Grandrif, il se manifeste chaque fois dans le liquide une vive effervescence avec dégagement d'acide carbonique. Ce phénomène, qu'il est facile de provoquer à volonté, donne une idée assez exacte de ce qui se passe dans l'estomac quand les eaux naturelles gazeuses sont mêlées au bol alimentaire. Les acides de l'estomac font l'office du jus de citron, et il en résulte un double bénéfice au profit de la digestion. L'excès d'acide gastrique est neutralisé par son contact avec l'eau minérale, et les nouvelles combinaisons qui en résultent rendent peu à peu à la liberté, le gaz acide carbonique, dont la bienfaisante excitation se fait sentir alternativement sur toute la surface du ventricule.

Mon honorable confrère, M. le docteur Diday, après avoir proscrit avec la verve la plus spirituelle l'usage des eaux gazeuses artificielles, donne une explication aussi pittoresque qu'ingénieuse du concours actif des eaux naturelles ingérées pendant le repas (1).

« Le gaz s'exhale peu à peu, dit-il, sans distendre l'es-
» tomac. Il se dégage pendant la durée entière du travail
» de la digestion ; cette stimulation légère, agaçante, con-
» tinue, s'étend à toute la surface, pénètre les moindres
» plicatures, s'exerce sur les follicules comme sur les vil-
» losités, soumet en un mot la totalité du viscère à un
» surcroît d'activité qui, en aucun cas, n'a de danger pos-
» sible, puisqu'il n'est que l'augmentation de l'action or-
» ganique normale. »

(1) *Les Eaux gazeuses de Saint-Galmier, dégustation médico-hygiénique*, M. le docteur Diday, de Lyon.

III.

Pour apprécier l'eau de Grandrif au point de vue de l'hygiène et de l'agrément, il n'est pas besoin de consulter la science : l'instinct individuel est un guide suffisant.

Mais ces eaux présentent un intérêt médical assez sérieux pour que j'indique au moins les affections dans lesquelles elles m'ont paru spécialement utiles.

Dès 1836, l'eau de Grandrif acquit une certaine célébrité. Inconnu jusque-là, son nom devint populaire dans les arrondissements d'Ambert et de Montbrison, et la source, laissée sans direction et sans contrôle, n'ayant pour auxiliaires ni concours médical, ni publicité, ni établissement de bains, etc., voyait accourir tous les ans bon nombre de buveurs; la foi et la reconnaissance des malades lui tenaient lieu de tout.

C'est même à un sentiment de reconnaissance avant tout que M. Chenereilles a obéi, en devenant acquéreur de l'eau minérale dont nous nous occupons.

Les limites de cette notice ne me permettent pas de publier actuellement les observations intéressantes que j'ai recueillies sur l'action des eaux minérales de Grandrif. Je me bornerai aujourd'hui à signaler leur heureuse influence dans la fièvre intermittente, quelques affections des voies urinaires, la chlorose et les maladies chroniques du tube digestif.

La fièvre intermittente, même la plus rebelle, celle qui reconnaît pour origine l'infection paludéenne, les désordres qui l'accompagnent quand elle a résisté aux antipériodiques (engorgement de la rate, obstructions diverses, appauvrissement du sang, etc.), ont pour la première fois appelé l'attention du monde médical sur l'emploi de ces eaux. Prises à la source, elles constituent en effet un véritable spécifique contre les fièvres printanières, et les accidents qu'engendrent la fièvre d'automne et celle des marais.

Toutes les maladies de l'appareil urinaire ne doivent pas être soumises indistinctement à l'usage de l'eau de Grandrif : les phlegmasies aiguës, les lésions organiques et les obstacles mécaniques réclament un traitement et des soins spéciaux. Cette eau est surtout appelée à prévenir ou à combattre la formation des graviers dans le rein, la colique néphrétique et l'incontinence ou la rétention d'urine. Pour ces infirmités si fréquentes et souvent si graves, elle m'a toujours semblé bien autrement active, en boisson habituelle pendant les repas, que l'eau de Vichy administrée dans les mêmes conditions, c'est-à-dire loin de la source.

Malgré la réserve que j'ai dû m'imposer, qu'il me soit permis de mettre sous les yeux du lecteur une observation qui eut un certain retentissement. M. Linirias, employé dans une fabrique de schalls à Paris, se plaignait depuis longtemps de douleurs dans le bas ventre et dans les reins, avec difficulté dans l'émission des urines. En 1840, cette affection prit un caractère alarmant, la rétention devint absolue et résista à tous les moyens rationnels employés. M. Linirias était originaire d'Ambert ; le découragement et le besoin de repos le ramenèrent dans sa famille. Là quelques amis qui professaient pour l'eau de Grandrif une admiration sans bornes, et qui la considèrent encore comme une panacée universelle, lui en conseillèrent l'usage et le décidèrent à tenter ce dernier moyen. Le résultat de l'expérience fut vraiment merveilleux : au bout de quinze jours, la guérison était complète. Ce succès s'est maintenu jusqu'à ce jour ; mais il est bon d'ajouter que tous les ans l'heureux malade se faisait expédier à Paris sa provision d'eau de Grandrif en bouteilles, et que, jusqu'en 1852, l'instinct de la conservation le ramenait chaque printemps à la source où il retrouva toujours santé et sécurité.

J'aurais pu joindre à cette observation deux cas de diabète sucré, enrayés jusqu'ici par l'usage de l'eau de Grandrif (depuis 3 et 5 ans), et je regrette vivement que cette médication n'ait pas été tentée sur une plus grande échelle.

Je citerai sans commentaire la chlorose ou pâles couleurs. Personne n'ignore aujourd'hui que dans cette désolante maladie, le sang subit une altération profonde, et qu'elle réclame avant tout l'intervention du fer et des toniques en général.

J'arrive aux affections chroniques des organes de la digestion. Après avoir écarté les dégénérescences organiques et quelques hémorragies, nous n'avons à nous occuper ici que de ce groupe de désordres si fréquents et parfois si bizarres qu'on a classés sous les noms de gastralgie, gastrite chronique et hypocondrie, et dont voici les symptômes habituels : langue blanche, appétit nul ou dépravé, appétence pour les boissons acides ou les aliments salés, digestions laborieuses, sentiment de plénitude et figure injectée après le repas, douleur ou malaise de chaque côté de l'estomac, battements anormaux à l'épigastre, constipation, préoccupations hypocondriaques, etc.

L'eau de Grandrif a le plus souvent raison de tous ces désordres fonctionnels, qui accusent un état d'atonie des muqueuses gastro-intestinales ou un vice d'innervation dans les appareils du nerf grand-sympathique.

Ici se place naturellement une question : Quels sont, parmi les agents révélés par l'analyse, ceux qui peuvent imprimer à l'économie des modifications aussi puissantes? L'acide carbonique suffit-il à donner l'explication de phénomènes si variés? Faut-il lui attribuer l'heureuse réaction des eaux de Grandrif, contre les défaillances morales de l'hypocondrie?

Quelques atomes d'arsenic, que l'eau prise à sa source contient pour ainsi dire à regret, puisqu'elle s'en débarrasse au plus vite, peuvent-ils dompter les fièvres intermittentes rebelles (1)?

Est-ce la silice et les bicarbonates alcalins qui détergent les reins, dissolvent les graviers et restituent à la vessie son élasticité originelle?

Quelques doses infinitésimales de fer, de manganèse ou d'iode, suffisent-elles à arracher une jeune fille à ces limbes sans soleil et sans printemps qu'on appelle les pâles couleurs?

Enfin, les quelques centigrammes de sels de soude et de magnésie que conserve cette eau, sont-ils assez énergiques pour décaper pour ainsi dire les muqueuses digestives et rétablir leur mouvement régulier de sécrétion et d'absorption quand il est irrégulier ou interrompu?

---

(1) M. Thénard, dont le nom est si populaire dans le monde savant, pense que la présence de l'arsenic dans les eaux minérales naturelles, exerce sur les malades la plus heureuse et la plus décisive influence. Voici ce que nous lisons dans un ouvrage très-remarquable que le savant chimiste vient de publier sur les eaux du Mont-Dore :

« Frappé de l'effet énergique de ces eaux sur l'économie animale, je ne pouvais
» croire qu'il fût dû uniquement aux traces de fer et à la petite quantité d'acide
» carbonique et de bicarbonate de soude qu'elles contiennent, lesquels sont as-
» sociés d'ailleurs à d'autres matières qu'on retrouve presque partout, savoir :
» le sel marin, les carbonates de chaux et de magnésie, et la silice...... On
» ne saurait mettre en doute que ce ne soit à l'arséniate de soude qu'elles doivent
» leur puissante action (elles contiendraient un milligramme d'arsenic par litre). »

Tous ces agents, isolés, seraient impuissants, sans aucun doute, à accomplir pareille œuvre. Il faut demander cette explication à tous les éléments de l'eau minérale réunis, à leur association avec cette matière organique, si mystérieuse, qui échappe à l'analyse, qu'on ne retrouve que dans les eaux minérales naturelles, et qui faisait dire à Bordeu que ces eaux étaient des êtres doués d'une vie particulière. La nature s'en est réservé le secret.

Du reste, quelques-uns des agents les plus actifs disparaissent en bouteille; le fer n'y laisse plus de trace, et les recherches les plus minutieuses n'ont pu y surprendre un atome d'arsenic. C'est alors que cette eau, tout en conservant son goût acidule et piquant, se dépouille du mordant métallique des eaux naturelles, et acquiert cette saveur délicate qui en fait une eau de table sans rivale.

Bientôt, grâce à l'intelligente activité du propriétaire actuel, l'eau de Grandrif, riche déjà des bienfaits qu'elle a répandus autour de sa source, et des promesses que la science a faites en son nom, sera mise à la portée de tout le monde.

Boisson de luxe et de comfort, malgré la modicité de son prix, elle pourra pétiller sur les tables les plus modestes, comme aux banquets des heureux de la terre. Elle assainira le breuvage acide et frelaté des uns, tempèrera les vins trop généreux de quelques autres, à tous elle donnera des digestions faciles et un bon souvenir.

Ambert, 1er juillet 1854.

MAISONNEUVE, D. R.

D. M. P., Inspecteur des Eaux de Grandrif.

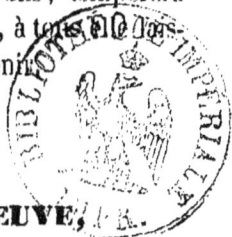

www.ingramcontent.com/pod-product-compliance
Lightning Source LLC
Chambersburg PA
CBHW050423210326
41520CB00020B/6719